DES

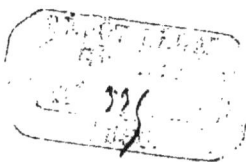

VOYAGES EN CHEMIN DE FER

ENVISAGÉS AU POINT DE VUE

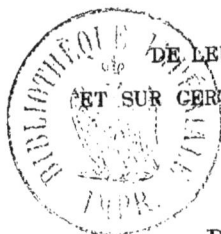

DE LEUR ACTION SUR L'ORGANISME
ET SUR CERTAINES PRÉDISPOSITIONS MORBIDES

PAR LE D' E. SOULÉ

Médecin en chef de la Compagnie des Chemins de Fer du Midi,
Chirurgien honoraire et ancien Chef interne de l'hôpital Saint-André, Membre et ex-Président
de la Société de Médecine de Bordeaux,
Correspondant de la Société Impériale de Chirurgie de Paris, des Sociétés de Médecine
de Lyon, Toulouse, Poitiers, etc.

PRIX : 1 FRANC.

BORDEAUX

IMPRIMERIE G. GOUNOUILHOU

ancien hôtel de l'Archevêché (entrée rue Guiraude, 11).

1866

DES

VOYAGES EN CHEMIN DE FER

ENVISAGÉS

AU POINT DE VUE DE LEUR ACTION SUR L'ORGANISME
ET SUR CERTAINES PRÉDISPOSITIONS MORBIDES (¹)

Comme toutes les grandes découvertes modifiant profondément des habitudes séculaires, les chemins de fer ont été et sont
encore de la part de certaines personnes l'objet d'attaques diverses ou de reproches qui reposent souvent sur des circonstances
futiles ou tout à fait indépendantes de leur création.

La routine, des intérêts lésés, enfin d'autres industries dépla-
cées ou amoindries, ont soulevé, principalement à leur début,
un concert de plaintes et de récriminations dont le bon sens des
masses fait journellement justice.

Parmi ces reproches, il en est qui s'adressent à l'influence des
voies ferrées sur la santé, et pour ces derniers, c'est aux médecins et à ceux qui dirigent le service médical des grandes
exploitations, qu'il appartient d'intervenir et de détruire les
exagérations, voire même les injustices qui ont été édifiées contre elles.

Grossissant outre mesure l'importance de quelques cas passagers de fièvres d'accès, dues, il faut le reconnaître, à l'établissement des tranchées et aux déplacements de terres, on a accusé les
chemins de fer d'être une cause d'insalubrité pour les pays qu'ils
traversent. Mais pour être juste, cependant, il eût fallu aussi
noter la disparution de ces maladies, après quelques mois d'exploitation, et reconnaître surtout les améliorations de toute
nature réalisées par l'établissement des *rails-way*.

L'aisance, souvent la richesse, et pour certaines contrées

(¹) Mémoire lu à Bordeaux, le 7 octobre 1865, devant le Congrès médical de France.

l'augmentation, pour d'autres la création de relations commerciales, l'assainissement de lieux antérieurement insalubres, voilà ce qu'ils ont amené, et ce que nous pourrions prouver par des exemples aussi nombreux que concluants. Utilisés par des individualités puissantes, ils ont fait succéder à la solitude le mouvement et la vie. Le voyageur impartial, qui, il y a quinze ans, a parcouru nos grandes landes, celui qui a eu, à cette époque, l'occasion de contempler la plage, si belle mais si nue d'Arcachon, alors que deux ou trois établissements apparaissaient seuls sur sa vaste étendue, celui-là est véritablement en mesure de juger des bienfaits que je signale, lorsqu'il admire la splendeur et la coquetterie de cette ville née d'hier.

L'esprit de dénigrement s'est encore porté sur d'autres points. On a reproché aux chemins de fer leurs morts, les accidents divers. On a voulu les rendre passibles de l'existence de prétendues maladies spéciales, soit à l'égard de leurs agents, soit encore, dans quelques circonstances rares, à l'égard des voyageurs, comme si toute chose n'avait pas ses inconvénients, et si les voitures, les chevaux, les machines à vapeur des diverses usines, ne faisaient pas aussi des victimes, et même en quantité plus considérable, ainsi que l'établissent des statistiques fort rigoureuses et dont la date est déjà assez ancienne pour qu'il soit permis de les regarder comme l'expression de résultats vrais et définitifs.

Je me propose d'examiner dans ce travail quelques-unes des questions qui sont afférentes aux voyageurs, telles que leur hygiène, ainsi que l'influence que la trépidation peut exercer sur l'homme en santé et même en maladie...

J'ai déjà étudié dans une précédente publication les agents des Compagnies de chemins de fer au point de vue de leurs conditions spéciales d'emplois et des maladies qu'ils présentent le plus ordinairement. Il m'a paru intéressant d'étendre cette étude pratique aux voyageurs, et d'examiner, sous le rapport médical ou hygiénique, quelle est la véritable situation qui leur est faite par ce nouveau mode de locomotion.

L'accueil bienveillant fait à notre premier travail par le corps médical, les encouragements si précieux pour nous des divers chefs et ingénieurs de notre Compagnie, et principalement de son directeur, nous ont engagé à entreprendre cette nouvelle étude, complément obligé, quoique plus difficile, de la première.

Certains problèmes importants appellent en effet l'examen. On a, de même que pour les agents des Compagnies, formulé, au point de vue des voyageurs, des idées trop absolues, qui ont eu l'immense inconvénient de préoccuper, d'alarmer l'opinion sans motif. Le moment m'a paru opportun pour exposer à cet égard le résultat consciencieux de mes observations personnelles.

L'étude de ces questions incombe de plein droit aux médecins qui, par leur position spéciale, sont en rapport journalier avec l'exploitation des voies ferrées et sur un théâtre suffisant d'observation.

L'hygiène, les conditions spéciales de l'homme en voyage n'ont pas été tracées, que je sache, et cependant elles méritaient de l'être. La façon de se vêtir, de se nourrir en route, d'employer son temps sans fatigue, peut être étudiée avec fruit.

Il en est de même de la locomotion ferrée sur les divers tempéraments et sur certaines prédispositions morbides ou constitutionnelles.

Ici encore, comme lorsqu'il s'est agi des employés, il y a eu des exagérations, des erreurs basées sur des appréciations isolées.

Nonobstant le titre que porte ce travail, et quoiqu'il se rattache plus que le premier à des questions qui le feront peut-être plus rechercher que son aîné par les personnes étrangères à notre art, il a pour moi un but et une portée toute scientifique. Je ne me permettrai pas, sans cette circonstance, d'en donner lecture dans cette enceinte et de le soumettre à l'appréciation de confrères dont la bienveillance, j'en suis persuadé, ne me fera pas défaut.

L'ordre que je me propose de suivre dans ce travail sera le suivant :

Un premier paragraphe a trait à la trépidation, caractère spécial de la locomotion ferrée, et au parallèle de cette dernière avec les voitures.

Le deuxième sera consacré à l'examen de l'influence que ce phénomène peut exercer sur les principales fonctions de l'économie et sur certains états morbides.

Le troisième contient quelques préceptes relatifs à l'hygiène de l'homme en voyage.

Enfin, le quatrième traite plus spécialement des accidents.

§ I. — LA TRÉPIDATION. — CARACTÈRE SPÉCIAL DE LA LOCOMOTION EN CHEMIN DE FER. — SON IMPORTANCE.

Quelques différences séparent la locomotion ferrée de celle qu'elle a remplacée, et ce sont précisément ces différences qui ont servi de texte à certains esprits pour édifier les principaux arguments qu'ils ont formulés contre la première.

En dehors de la vitesse beaucoup plus grande, qu'on n'a pas, que je sache, cherché à lui reprocher, il y a une différence intrinsèque qui lui donne, il faut le reconnaître, son cachet spécial et qu'on retrouve également à un degré très prononcé dans les bateaux à vapeur : c'est la trépidation.

La voiture conserve son caractère tout de rotation, qui est dans sa netteté lorsqu'elle roule à grande vitesse sur un sol uni et sous l'influence d'un bon attelage. Bien suspendue, elle donne la sensation du balancement. Dans la locomotion ferrée, il y a un élément nouveau.

Les adversaires des chemins de fer ont prétendu que les voyages exécutés par ce mode étaient plus fatigants que par les voitures, principalement pour les personnes nerveuses et impressionnables, et c'est précisément à la trépidation qu'ils ont rapporté ce résultat.

Conduits par l'analogie et cédant à une préoccupation évidente, quelques esprits plus pessimistes ont exagéré outre mesure les conséquences d'un principe qu'ils croyaient avoir découvert.

La trépidation rendait le voyage plus fatigant que la voiture, dès lors la répétition de cette fatigue devait entraîner des inconvénients véritables chez ceux qui y étaient soumis. De là à la découverte des maladies spéciales il n'y avait qu'un pas. Les employés ambulants des trains qui y passent une grande partie de leur vie, les mécaniciens et les chauffeurs entre autres qui séjournent toujours debout sur leur machine et subissent l'effet direct de toutes les intempéries atmosphériques, devaient présenter la plus haute traduction de l'effet délétère de cette cause.

Nous ne devons point être surpris si, de la meilleure foi du monde, des médecins, partis de ce point de départ, observant et interrogeant sous le coup de cette idée préconçue, sont

arrivés à des conclusions peu rassurantes. Mais quelque consciencieux qu'ils soient, ces honorables confrères, ont-ils examiné
assez longtemps? C'est ce dont il est permis de douter, lorsqu'on
songe qu'étrangers à la pratique continue des chemins de fer,
ils ne les ont fréquentés, comme observation du personnel, que
pendant un temps trop court pour se faire une opinion exacte-
ment individuelle.

Ils ont interrogé les agents de diverses catégories, mais cette
source est suspecte. Ils ont dû, en effet, trouver naturellement
ces derniers prêts à déclarer que leur service les fatiguait
beaucoup, les usait rapidement, portés, en un mot, à abonder
dans leur sens et à s'engager dans la voie qui leur était offerte.

Examinons un instant cette *trépidation* qu'on a voulu rendre
passible de reproches aussi graves, et représenter comme tellement redoutable pour certains agents, et même comme un
danger pour quelques voyageurs fréquentant beaucoup les voies
ferrées.

On donne ce nom au mouvement de *tremblottement spécial*
qu'on a comparé à l'action du tamis, phénomène qui est particulier aux chemins de fer, aux bateaux à vapeur, et qui varie
selon certaines causes inhérentes à la machine, et peut-être
aussi, pour les premiers, à l'état de la voie.

Ce phénomène, que nous reconnaissons et que nous n'hésitons
pas à poser comme différence essentielle du wagon et de la
voiture, ne doit pas être exagéré dans ses résultats.

Pour qu'il devienne incommode, en effet, il faut qu'il soit
très prononcé et d'une certaine durée, et les améliorations qu'on
introduit chaque jour dans l'industrie des chemins de fer, les
perfectionnements qui portent sur les machines et sur l'établissement des voies ferrées, tendent à le diminuer; ou bien que le
trajet ait été long et le voyageur peu habitué; car l'usage ici,
comme ailleurs, émousse singulièrement les sensations des
personnes, même à irritabilité prononcée.

Nous reconnaissons donc que, dans la pratique des chemins
de fer, il y a un élément nouveau qu'on ne retrouve pas dans
la voiture, qui peut offrir, au suprême degré, le cahotement ou
la traduction des efforts irréguliers de l'attelage, sans pour cela
présenter ce phénomène spécial à la traction due à l'action de
la vapeur. Mais conclure de là que le voyage en voiture était

préférable, que celui effectué en chemin de fer entraîne des inconvénients réels, et ce qui est plus qu'hypothétique, des dangers, c'est évidemment exagérer certaines circonstances spéciales sur lesquelles nous aurons à revenir dans un instant. Celui qui soutient une pareille proposition prouve qu'il n'a jamais effectué de longs parcours en voiture, ou tout au moins qu'il en a complètement oublié les inconvénients, dont il s'apercevrait bien promptement si elles nous étaient rendues.

Je fais appel à ceux qui ont fait le voyage de Bordeaux à Paris, par exemple, par les messageries, même à l'époque où ces entreprises étaient dans toute leur splendeur, c'est à dire il y a vingt ans, à ceux qui ont usé du courrier, et je leur demande s'ils éprouvent la même fatigue en quittant le train *express* qui les a conduits à destination en une journée, que lorsqu'ils descendaient de voiture après quarante-huit heures de voyage? Affirmer une pareille proposition lorsqu'on a la connaissance des deux points de comparaison, c'est évidemment vouloir faire une opposition systématique.

Qu'on suppose maintenant un trajet encore plus long ou une série de voyages plus multipliés, et la démonstration sera plus évidente.

La contre-épreuve se présente lorsqu'on prend à une gare quelconque, et après un premier trajet effectué en chemin de fer, une voiture de correspondance. Que le parcours, dans ce cas, soit de courte durée, et le parallèle sera tout à fait en faveur de la voiture, principalement si on marche rapidement et dans de bonnes conditions de véhicule et de traction; mais qu'il excède, au contraire, une certaine distance pour s'élever jusqu'aux proportions d'un véritable voyage, et les choses seront bien changées; c'est alors qu'on regrettera le wagon qu'on vient de quitter.

N'est-ce donc rien que de ne point être entassés les uns contre les autres, d'avoir, au contraire, toujours largement sa place et souvent bien au delà, ce qui permet de s'étendre et de varier ses positions, car les chemins de fer offrent en moyenne environ cent places au public pour trente-quatre qui sont réellement occupées?

Ne faut-il compter pour rien la faculté de pouvoir changer de position, et même de se tenir momentanément debout, de marcher d'une vitesse uniforme pendant un voyage, du moins comme appréciation, et enfin de ne point ressentir l'ennui de ces côtes interminables, dans l'ascension desquelles on éprouvait, comme fatigue et agacement nerveux, le contre-coup de l'effort effectué par l'attelage, et où on pouvait pour ainsi dire compter chaque coup de collier ?

Avec ce parallèle, qui est vrai, je soutiens que dans la pratique des voyages les inconvénients sont amplement du côté des voitures, et que ceux de la trépidation se trouvent compensés par les avantages des rails-way.

Aussi bien suis-je disposé à reconnaître que la locomotion par voiture serait préférable, mais dans des conditions qui sont irréalisables, c'est à dire avec une vitesse égale et à peu près uniforme, et un confortable que les voitures les plus luxueuses ont peine à donner.

Les conditions de l'hygiène sont mieux observées en chemin de fer, puisque les dimensions de leurs voitures se prêtent à une aération à la fois plus rapide et plus complète, et sont préférables, soit qu'il s'agisse de l'été, pendant lequel l'entassement devenait un vrai supplice, ou de l'hiver, époque à laquelle le chauffage devient possible, sinon facilement applicable à toutes les classes.

Ainsi donc, pour rester dans le vrai, devons-nous reconnaître qu'à temps égal, le mouvement de *trépidation* qu'on ressent en chemin de fer fatigue un peu plus, surtout les natures impressionnables, que le même voyage effectué en voiture, mais seulement lorsque ce dernier a lieu dans des conditions que tous les voyageurs ne pouvaient pas se procurer, et auxquelles la nature des contrées à parcourir ne se prêtait que très rarement. Mais pour tout observateur impartial, la somme des avantages que nous ont octroyés les voies ferrées compense bien amplement cette légère infériorité de *rotation*.

La *trépidation* fatigue quelquefois ; mais fallait-il conclure de là qu'elle pouvait nuire et devenir dangereuse? C'est là une exagération que j'espère réfuter.

Sans remonter, en effet, à une date reculée, les chemins de fer ont cependant une existence suffisante pour qu'il soit permis de s'appuyer sur l'expérience qu'ils ont fournie, et de considérer comme concluantes les observations qu'on a faites à leur occasion. Or, si la locomotion ferrée présentait des inconvénients, des dangers pour la santé générale ou seulement pour certaines fonctions, nul doute qu'ils ne se fussent déjà révélés un certain nombre de fois aux observateurs qui se sont occupés de ce sujet.

A coup sûr, les effets délétères auraient été d'abord ressentis par les agents qui, dans les exploitations, sont plus particulièrement attachés à la circulation des trains. Les chefs de convois, les serre-freins, les contrôleurs de route, enfin et surtout les machinistes, qui constamment debout semblent recevoir une influence plus directe de la trépidation, auraient plus particulièrement eu à souffrir.

Or, il n'en est rien : l'expérience a parlé par des voix nombreuses et autorisées. Cédant à certaines préoccupations, ou guidé par des interrogatoires précipités ou incomplets, un observateur a cru pouvoir imprimer que la trépidation amenait chez les mécaniciens *des accidents nerveux spéciaux,* qui les rendaient *sourds, peu intelligents, caducs* avant l'âge, *impuissants* même; mais la réfutation a eu lieu, et je crois qu'elle a été concluante.

Forts de leur expérience personnelle et du contact fréquent avec les praticiens qui composent les services qu'ils dirigent, M. Galard, et avant lui son prédécesseur si autorisé M. Bisson, MM. Devillier, Cahen, Oulmon, tous attachés en qualité de médecins en chef à de grandes Compagnies, ont plusieurs fois déclaré n'avoir rien observé de semblable. J'ai moi-même traité cette question dans tous ses détails.

Nos conclusions unanimes, qui sont la synthèse de celles de presque tous les médecins des diverses lignes françaises, ont au contraire établi la santé robuste, la constitution exceptionnelle de ces agents.

Toutes choses égales d'ailleurs, la santé des agents attachés à la circulation ou à la traction des trains est meilleure que celle des agents de bureaux, et beaucoup de leurs incapacités ne sont même pas de véritables indispositions, mais le résultat bien naturel de la fatigue qui les amène à demander quelques jours de repos. La preuve la plus concluante de ce fait, c'est que souvent ces fonctions actives sont demandées avec instance, et acceptées comme un bienfait par certains agents qui y trouvent un bien-être incompatible avec leur vie de bureau, alors qu'au contraire la réciproque a rarement lieu, et que les fonctions sédentaires ne sont ambitionnées par les agents du service actif que lorsqu'ils ont vieilli ou sont atteints de quelque incommodité se conciliant peu, dans ce dernier cas, avec les exigences de la circulation dans les trains.

Je crois que toutes ces raisons démontrent complètement l'innocuité de la trépidation; mais pour les plus difficiles à convaincre, pour ceux qui m'objecteraient que je n'ai cité que des autorités émanant des services médicaux des Compagnies, j'ajouterai qu'en dehors des agents des chemins de fer, il y a des hommes que leurs fonctions, leurs affaires personnelles, obligent à user fréquemment des rails-way. Pour ne prendre qu'un seul exemple, je signalerai les employés des postes, certains voyageurs de commerce. Si les inconvénients que je signale se fussent manifestés, nul doute qu'ils n'eussent été relevés.

Nous pouvons donc, je crois, nous résumer sur ce premier point de la façon suivante :

Quelques personnes ont singulièrement exagéré l'importance de la trépidation que l'on ressent en chemin de fer. Ce phénomène, dont l'existence ne peut être révoquée en doute, peut devenir, lorsqu'il est très prononcé, une cause de fatigue principalement pour les personnes douées d'une constitution nerveuse et délicate, mais n'a positivement aucun inconvénient sérieux; car s'il en existait, ce serait positivement les agents ambulants des trains qui en auraient ressenti les premiers effets. Or, la pathologie de ces employés qui passent une partie de leur vie en voyage, leurs chances de mortalité soigneusement et rigoureusement établies d'après les rapports officiels des diverses grandes Compagnies, témoignent éloquemment de son absolue innocuité.

Pour être juste, il faut donc reconnaître que la somme des avantages que nous ont octroyés les voies ferrées compense bien amplement cet inconvénient, ainsi que les autres objections que nous aurons à examiner, et qui disparaissent lorsqu'on les met en parallèle avec une vitesse bien supérieure et uniforme, la précision pour ainsi dire mathématique des voyages, les grandes dimensions et le confortable du matériel roulant.

§ II. — Influence exercée par les voyages en chemin de fer sur les diverses fonctions, ainsi que sur certaines prédispositions morbides.

Commençons d'abord par faire la part de l'influence du voyage en lui-même. Les fonctions physiologiques se trouvaient déjà modifiées par un séjour prolongé en voiture, et depuis longtemps la thérapeutique utilisait, lorsque le cas l'exigeait, cette précieuse ressource. Les personnes qui voyageaient par profession, telles que les ouvriers, conducteurs, cochers, offraient des caractères constitutionnels spéciaux portant sur l'ensemble de tout leur organisme, et se traduisant par le redoublement d'activité des grands appareils physiologiques.

Aussi, en étudiant l'effet des voyages en chemin de fer, doit-on tenir compte de ces résultats antérieurs et de ceux qu'ils doivent provoquer par analogie.

Dans les lignes qui vont suivre, j'ai donc cherché à mettre plus particulièrement en relief ce que la locomotion ferrée pouvait amener de spécial. En effet, la vitesse beaucoup plus grande, le mode de rotation distinct, d'autres circonstances encore nous portent à examiner certains points qui lui sont exclusivement particuliers.

A. *Le système nerveux* est, à temps égal, plus fatigué par le voyage en chemin de fer que par la voiture, lorsqu'il s'exerce pour cette dernière dans de bonnes conditions de route et de véhicule. On voit quelquefois après un long trajet, chez les personnes nerveuses, les indices de cette fatigue se traduire par une certaine tendance à changer de place ses membres inférieurs, à les étendre, ainsi que les membres supérieurs, en même temps qu'il se produit des bâillements. Ces signes, non douteux d'une impression spéciale nerveuse que nous avons plus d'une fois constatés et quelquefois éprouvés nous-même, sont passagers comme leur nature le comporte. L'habitude en fait promptement triompher, et on ne les observe pas chez les personnes que leurs fonctions attachent d'une manière permanente à la circulation des trains.

Ils sont donc essentiellement fugitifs et disparaissent promptement après un court repos. J'ai fait la remarque qu'on ne se plaint ordinairement que lorsque le trajet est prolongé. Après deux heures de séjour dans un wagon, on ne se sent pas plus fatigué que si on avait voyagé en voiture.

Il n'y a donc rien de morbide en cet état; c'est à mes yeux une simple fatigue et qui n'a pas plus d'importance que celle que le cavalier inexpérimenté ressent après une course un peu prolongée, fatigue qui disparaît si promptement à mesure que l'habitude vient à son secours.

On peut parfaitement atténuer les effets de cette surexcitation nerveuse par certaines précautions, telles que de profiter des arrêts pour se tenir debout et même marcher un peu. Le bain est souverain pour enlever les traces d'un voyage prolongé en chemin de fer.

L'excitation de la peau, se traduisant par la chaleur et par des démangeaisons, est peut-être plus forte à la suite de la locomotion ferrée, quoique cependant les voyages en voiture présentassent ce caractère. Je crois qu'on peut invoquer ici la même cause et que ces nouveaux phénomènes peuvent également se rattacher à une légère surexcitation nerveuse.

B. *Vue.* — Les voyages en chemin de fer peuvent être considérés à cet égard sous deux rapports : ou bien à raison de l'irritation que l'œil ou ses annexes peuvent éprouver, ou de l'action physiologique de cet organe s'exerçant pendant la marche du convoi, pour la lecture ou un ouvrage manuel.

L'action irritante de la poussière sur l'œil est incontestable et se traduit par des picotements, de la cuisson des paupières ou de la conjonctive; elle se fait plus particulièrement sentir chez les personnes qui y sont prédisposées par quelque phlegmasie oculaire ou pulpébrale. Mais les voyages en voiture n'en rendaient point les voyageurs exempts. On peut même dire que, sous ce rapport encore, les chemins de fer ont réalisé un véritable progrès; car, à part certaines localités, il est beaucoup plus facile de s'en préserver lorsqu'on a le soin de se placer en tête du train et de marcher à reculons, d'éviter surtout de mettre la tête à la portière lorsque le train est en marche et principalement en s'engageant dans les tunnels. Cette imprudence peut avoir comme conséquence d'exposer l'œil à l'action de corps étrangers qui fatiguent pendant un certain temps et dont le larmoiement ne le délivre pas toujours avec facilité.

Peut-être est-ce ici le lieu de placer une remarque relative à la nuance du drap qui tapisse l'intérieur des voitures de première classe. La couleur grise, qui a maintenant la préférence et que nous avons retrouvée sur tous les chemins sur lesquels nous avons voyagé, tels que l'Orléans, le Lyon-Méditerranée, le Midi, le Nord-Espagnol, n'est pas, à coup sûr, la meilleure. Son seul avantage est la propreté. La poussière passe, en effet, inaperçue; mais, sans être médecin, on peut affirmer que la vue serait plus doucement et convenablement impressionnée par une couleur verte ou bleue.

La fatigue physiologique de l'œil mérite de nous occuper un peu plus.

L'occupation à peu près générale en chemin de fer, c'est la lecture. Cette vérité est telle, que l'on voit rarement une certaine portion de la société se mettre en route sans se procurer les moyens de se livrer à ce passe-temps. Quelques femmes emportent de l'ouvrage, mais c'est la très grande minorité, et on peut remarquer qu'elles s'abstiennent de se livrer à un travail nécessitant une grande attention et une certaine précision, comme la broderie par exemple. Inutile de se demander si l'activité imprimée à l'œil n'a pas dans ces cas des inconvénients; quelques personnes, des médecins même se sont prononcés pour l'affirmative et à des degrés différents, puisque ce qui n'a été considéré par les uns que comme un inconvénient et comme une source de fatigue, a été élevé par d'autres jusqu'aux proportions d'un véritable danger. On est allé jusqu'à avancer que l'habitude de lire en chemin de fer avait compromis la vue de certains sujets.

Voici à cet égard quel est mon avis, et je crois qu'il sera partagé :

Je n'ai aucune tendance à me ranger à cette dernière idée, qui ne repose pas sur des faits assez nombreux et surtout assez authentiques.

On peut, en effet, affirmer que la majorité des voyageurs lit en wagon, surtout ceux qui ont à effectuer un long parcours ou qui voyagent souvent. Partant de ce fait, j'estime qu'il y a eu préoccupation et que, frappés de cette idée, quelques observateurs ont pu, en présence de certains symptômes survenus chez des personnes ayant beaucoup voyagé et par conséquent beaucoup lu en chemin de fer, attribuer exclusivement à cette cause ce qui pouvait et devait même être rattaché à d'autres. Ces mêmes personnes n'avaient-elles eu aucun symptôme antérieur, arthritique, rhumatismal, et surtout *syphilitique*, qui, bien mieux que la lecture en chemin de fer, aurait pu expliquer des troubles des membranes ou humeurs de l'œil, ainsi que de l'innervation de cet organe ? Puis, pour arriver à conclure, il faut une masse suffisante de faits qui est loin d'être constituée par les observations qu'on a produites.

On ne saurait s'entourer de trop de soins et de précautions, lorsqu'il s'agit de s'élever à des considérations générales et de formuler des propositions de l'importance de celle qui nous occupe. Qu'un rhumatisant, en effet, qu'un individu entaché d'un vice diathésique quelconque ou seulement de quelque prédisposition héréditaire éprouve des perturbations visuelles et que, par coïncidence, il se trouve qu'il ait beaucoup fréquenté les voies ferrées et ait beaucoup lu en voyage, si on l'interroge en attirant plus particulièrement son attention sur ce point, il ne manquera pas de répondre par l'affirmative, et même, sans mauvaise intention, aura plus de tendance à rattacher les symptômes qu'il éprouve à cette dernière cause plutôt qu'à d'autres qu'il ne peut apprécier ou qu'il aura oubliées.

Ce sont là cependant des idées qu'on n'aurait dû émettre qu'avec la plus grande circonspection, car en agissant autrement on effraie outre mesure les esprits timorés. Or, la lecture, quoi qu'on fasse et quoi qu'on dise, restera toujours l'occupation la plus naturelle du chemin de fer, avec ce nouveau mode de locomotion qui a si profondément changé les rapports des voyageurs entre eux.

Maintenant, on voyage si vite, on voit, lorsqu'on effectue un parcours d'une certaine longueur, se succéder tellement de visages nouveaux, qu'il arrive souvent qu'on parvient à destination sans prononcer une seule parole. La conversation ne se pratique guère plus qu'entre gens de connaissance, à moins d'être doué de dispositions loquaces particulières ; encore ces dernières viennent-elles souvent se briser contre l'indifférence de certains voyageurs.

On peut donc dire que, sous ce point encore, les chemins de fer ont complètement modifié les usages. Autrefois, lorsqu'on savait qu'on allait passer ensemble plusieurs heures et quelquefois plusieurs jours, on cherchait à établir avec ses voisins des rapports qui souvent survivaient au voyage. Maintenant, on ne pense plus qu'au but impatiemment désiré et si promptement atteint. Le voyageur avec lequel on part descendra peut-être à la station voisine, où il sera remplacé par un autre. La lecture devient donc un besoin.

Nous venons de dire que pour nous elle ne constituait point un danger; mais pour être juste, nous devons également reconnaître qu'elle présente, en chemin de fer, quelques conditions particulières dont il nous semble qu'il convient de tenir compte.

Il est incontestable qu'un des éléments principaux pour lire commodément fait défaut en chemin de fer : c'est la fixité. De même qu'en voiture, l'individu qui lit en wagon accomplit un acte matériellement plus pénible que le lecteur au repos. Cela suffit pour avoir égard aux préceptes suivants, commandés par la prudence.

La lecture ne doit être considérée, en voyage, que comme un moyen de passer le temps et non comme une occupation suivie, un travail. On aura donc soin de ne pas trop la prolonger et de ne pas la faire porter sur un ouvrage de longue haleine ou qui captive trop l'imagination. Quelque séduisant que cela puisse paraître, je crois qu'on ne doit point travailler en chemin de fer. Les caractères seront suffisamment gros pour ne point fatiguer.

Enfin, on doit interrompre sa lecture lorsqu'on ressent la moindre fatigue, lorsqu'on éprouve une sensation de lourdeur à la paupière; enfin, si on a de la propension au sommeil, il faut y céder comme au moyen essentiellement réparateur en cette circonstance.

Il faut également cesser momentanément de lire lorsqu'on sent au tremblotement et à l'agitation des caractères, que le mouvement de trépidation ou de cahotement est plus prononcé.

Avec ces précautions, on évitera la fatigue, et ce qui s'exécute sans fatigue ne nuit pas aux organes.

Il résulte de ce qui précède, que j'astreins la lecture en chemin de fer à quelques conditions et à certaines précautions qui doivent être observées avec d'autant plus de soin, que la vue se rapproche moins des conditions d'intégrité absolue. Les personnes douées de vues faibles et susceptibles devront, à cet égard, d'autant plus s'observer et même s'abstenir si la fatigue était par trop forte.

C. *Ouïe.* — Les remarques qu'on a édifiées à l'égard de ce sens ont beaucoup moins d'importance que pour la vue; car si on a reproché à la lecture répétée en chemin de fer d'être la cause de certains troubles visuels importants, on a été beaucoup moins explicite à l'égard de l'ouïe. Si on a avancé que l'usage des machines amenait la dureté de ce sens, circonstance que pour ma part je suis bien loin d'admettre, nul que je sache n'a prétendu que l'ouïe du voyageur pût en être autrement impressionnée que par les inquiétudes que certaines manières de siffler amènent quelquefois dans son esprit.

Ce qu'on a constaté, c'est le bourdonnement d'oreilles que certaines personnes ressentent en descendant du train, et qui est, il faut le reconnaître, plus prononcé à temps égal que celui qu'on éprouvait en descendant de voiture.

Cette différence s'explique par le bruit plus fort que fait entendre le convoi, et par l'impression nerveuse spéciale que nous avons cherché à préciser, et qui est une des traductions multiples de la trépidation, mais qui n'a pas plus d'inconvénients sérieux que celles que j'ai précédemment examinées.

Pour ramener complètement les personnes effrayées à l'endroit, soit de la vue, soit de l'ouïe, il suffit de leur signaler ce qui se produit chez les agents des chemins de fer et principalement chez ceux qui passent la majeure partie de leur temps en voyage. Ils ne deviennent, quoi qu'on en dise, ni sourds ni faibles de vue. Une expérience qui remonte déjà à un nombre suffisant d'années, me permet de l'affirmer.

Sans entrer dans des détails plus étendus, pour lesquels je renverrai à ce que j'ai déjà publié à cet égard, je crois que nous devons jeter ici un coup d'œil sommaire sur les grandes fonctions de l'économie.

La respiration, ainsi que la circulation, reçoit des voyages et principalement des voyages en chemin de fer, une impression toute particulière d'activité. Le résultat est une oxygénation plus facile et plus complète du sang jusqu'à un certain point proportionnel à la vitesse. Voilà pourquoi il est plus évident en chemin de fer que par les voitures, et pourquoi les personnes qui voyagent sont sensiblement plus colorées que celles qui mènent une vie sédentaire et surtout de bureau.

L'impression du voyage en chemin de fer est donc toute bienfaisante, et ce serait à tort qu'on chercherait à faire intervenir la poussière à titre de cause d'irritation ou d'incommodité; Celle-ci, dans tout état de cause,— et encore ceci ne s'observe-t-il que dans des contrées exceptionnelles,— n'exerce son action que dans un rayon entièrement limité. Les fosses nasales et le pharynx sont seulement irrités, ce qui provoque de la toux et de l'éternuement, et l'expulsion de mucosités noircies; mais, il est sans exemple pour moi que cette cause ait amené, chez des gens voués d'une manière constante aux voyages, des phlegmasies spéciales. Au contraire, la santé de ces derniers, c'est là maintenant un fait parfaitement acquis, est en général bonne, souvent même améliorée par ce genre de vie.

Bien plus, dans notre pensée les conditions toutes spéciales de vie et d'hématose que présentent les mécaniciens et chauffeurs, conditions qui sont maintenant démontrées par l'expérience, sembleraient impliquer une action préventive exercée à l'égard de certaines phlegmasies pulmonaires diathésiques. Il existe des faits rigoureux qui établissent que des personnes qui auparavant étaient faibles, catarrhales, qui avaient présenté des hémorrhagies pulmonaires, auxquelles on avait même énergiquement conseillé de ne pas aborder la pratique des machines, ont vu leurs conditions sanitaires changer profondément, et une santé forte et robuste succéder à des antécédents peu rassurants.

Ces résultats sont passés pour moi à l'état de conviction tellement profonde, que je ne doute point de voir un jour ou autre ces idées reprises et patronnées par des autorités qui leur donneront la sanction de prescriptions médicales formelles.

Sur une machine en effet, ou dans des conditions analogues, on est soumis à une douche d'air et à un effort qui imprime à la respiration une activité spéciale. On fait de la *gymnastique respiratoire,* et cette dernière est tout aussi logique, tout aussi efficace que la gymnastique musculaire que la médecine utilise chaque jour pour développer le corps. Il n'y a en effet qu'à jeter un coup d'œil sur le personnel des divers dépôts qui subit des fatigues et est exposé à des causes si multiplse de maladies, en théorie. La réponse est ici toute dans les faits.

Circulation. — Cette fonction est activée par le voyage, en chemin de fer comme dans les voitures, sous l'influence de l'impulsion donnée à l'hémathose, de la fatigue et de l'échauffement de la route.

Après quelques heures de voyage on a, en général, le teint plus coloré, la température de la peau plus élevée, et ces phénomènes, qui deviennent plus marqués lorsque le séjour en voiture se prolonge, font qu'on recherche la fraîcheur, qu'on éprouve en arrivant le besoin de rafraîchir les parties exposées à l'air, telles que le visage, le cou, les mains.

Quelquefois une tendance à la céphalalgie se manifeste ; mais elle est ordinairement combattue par l'aspiration d'un air plus frais qui fait l'office de la ventilation.

Le corollaire de ce fait est qu'il faut éviter de se mettre en route avec une circulation déjà activée, soit par la marche, soit par un repas copieux.

Fonctions digestives. — Elles reçoivent ordinairement du voyage une impulsion qui est le contre-coup obligé de ce que nous venons de dire. Mais ce résultat n'est cependant pas absolu et varie selon l'état et l'aptitude des voies digestives. Si elles sont saines, et que la fonction s'exerce avec facilité, la digestion est activée et l'appétit rendu plus vif. Mais dans le cas contraire, si surtout l'estomac a besoin de certaines conditions absolues, ou d'habitude, telles que le repos complet, ou au contraire l'exercice, afin de se livrer avec facilité au travail physiologique qui lui incombe, alors des gaz, des ballonnements épigastriques, des éructations peuvent se manifester, et l'ensemble de la digestion sera troublé.

Nous croyons donc être complètement dans le vrai en disant que l'activité plus grande des voies digestives pendant le voyage est un fait relatif, et que, quoique vraie en soi, cette proposition peut se borner pour quelques individus à la deuxième partie de cette fonction, c'est à dire à la digestion intestinale. J'aurai occasion de revenir sur cette distinction en examinant certains préceptes relatifs à l'hygiène du voyageur.

Tels sont, en résumé, les principaux phénomènes des voyages en chemin de fer, surtout lorsqu'ils sont prolongés.

Nous pouvons les présenter d'une manière synthétique, en disant qu'à temps égal ils fatiguent un peu plus que la voiture, lorsque les conditions de cette dernière sont extrêmement confortables, et que l'état du pays à parcourir offre une disposition qu'il est bien rare de rencontrer dans un long parcours.

Cette fatigue, ou plutôt cette surexcitation, reconnaît pour causes la trépidation, l'instabilité des objets, le bruit, et les coups de sifflets de la locomotive.

Cela est tellement vrai, qu'on la voit disparaître lorsque le voyage s'est effectué pendant la nuit, et qu'on a pu se livrer à un sommeil suffisamment prolongé. Ce sont donc des phénomènes essentiellement *diurnes*.

Jusqu'à présent, je n'ai eu en vue que l'homme à l'état sain. Il m'a paru également intéressant d'étudier l'effet de la locomotion ferrée sur l'homme malade ou prédisposé à certains accidents morbides. Ce sujet n'est pas sans difficulté; mais si je ne puis formuler des conclusions absolues, je fournirai du moins pour ma part quelques documents pratiques.

Afin d'arriver à ce résultat, j'ai entrepris une étude qui n'a été, que je sache, esquissée par aucun de mes collègues. J'ai adressé à tous les médecins de la Compagnie du Midi, que par leur ancienneté j'ai supposé pouvoir me fournir des renseignements, un questionnaire auquel ils ont tous répondu avec empressement.

C'est avec leurs réponses et mon expérience personnelle que j'aborde ce sujet difficile.

Sans doute, les éléments statistiques résumés dans le tableau qui fait suite à ce Mémoire n'ont pas la rigueur absolue de documents colligés et soigneusement enregistrés chaque jour; mais on m'accordera cependant qu'une série de questions détaillées, portant sur les divers points à l'égard desquels je désirais être renseigné, et adressées à cinquante praticiens auxquels elles ont dû faire effectuer un examen rétrospectif portant sur plusieurs années de pratique, a cependant une grande importance, surtout lorsque, d'autre part, des renseignements précis et fréquents ont été pris par moi auprès des personnes qui, après les médecins, pouvaient le mieux me fournir quelques données.

Il résulte pour moi, de mes impressions personnelles et des documents que j'ai laborieusement recueillis, que le voyage en chemin de fer, et en particulier la trépidation qui en constitue, comme nous l'avons dit, le caractère spécial, n'exercent en général aucune action directe, positive, sur le développement d'accidents subits chez les individus déjà malades ou en convalescence.

J'estime, au contraire, que les uns et les autres n'ont qu'à gagner aux voies ferrées. La durée si restreinte des parcours, le confortable et les précautions hygiéniques de toute sorte dont on peut les entourer et qu'il serait oiseux de rappeler ici, tout concourt à en faire pour ces derniers un véritable bienfait. Pourrait-on, comme on le fait maintenant, envoyer certains malades, soit aux eaux, soit vers des contrées plus salubres, si on n'avait, pour les y transporter, que les voitures, voire même la chaise de poste, qui n'était accessible qu'à une classe bien restreinte de la société? Je crois qu'il est peu de malades qui préféreraient encore, pour se rendre aux Pyrénées, ce dernier mode de locomotion à tout le confortable du coupé-lit.

Les indispositions sont rares en voyage. En dehors des documents fournis par les médecins et par les agents auprès desquels je me suis renseigné, j'ai une preuve matérielle qui a une bien grande importance. Tous les trains de voyageurs qui circulent sur les lignes du Midi sont pourvus d'une boîte de secours renfermant les médicaments applicables aux indispositions ou premiers soins; or, ces boîtes servent très rarement. On est appelé à renouveler les linges, qui se noircissent très promptement, à remplacer quelques flacons brisés; mais, sauf quelques médicaments altérés, tout est au complet lorsqu'on en vérifie le contenu à intervalles rapprochés.

La locomotion par chemin de fer n'a donc, tout concourt à le prouver, aucune influence marquée sur le développement des indispositions subites, qui demeurent ce qu'elles sont dans les autres conditions de la vie, et dont certaines sont, eu égard au grand nombre de personnes sur lesquelles porte l'observation, plutôt éloignées que favorisées par leur pratique.

Les malades supportent bien le voyage, et en éprouvent même quelquefois un bien-être passager, lorsqu'ils ne sont pas trop affaiblis; ce qui tient au changement d'air et à sa plus grande action vivifiante, qui doit nécessairement jouer dans ce cas le rôle de stimulant des propriétés vitales.

Il me souvient de deux dames fortement affaiblies par des

hémorrhagies répétées, dont l'une était affectée d'une altération organique de l'utérus qui devait l'emporter quelques mois plus tard. Ces deux malades, dont la possibilité de transport fut longuement agitée, qu'on fut obligé de porter sur un lit à la gare, et que, vu leur position grave, j'accompagnai dans leur voyage, éprouvèrent un soulagement marqué et un bien-être évident, caractérisé par une tendance beaucoup moins prononcée à la syncope, qui était imminente auparavant.

Rentrons maintenant dans l'examen des divers cas particuliers :

Accidents nerveux ou convulsifs. — Ils figurent sur notre tableau pour un total de 13 cas. La prédisposition joue un rôle évident dans leur production. L'hystérie tient un rang dans ce résultat (4 cas).

Il faut conclure que cette dernière affection est plutôt éloignée dans ses manifestations, dans ses attaques, par les conditions passagères que crée le voyage, par ses préoccupations qui agissent comme dérivatif moral, par l'intimidation qu'exerce la présence de personnes étrangères.

Ainsi, les attaques de nerfs sont constatées rarement dans les trains en marche, eu égard à la grande quantité d'hystériques qui les fréquentent. Il faut cependant faire une exception pour les cas où une forte émotion morale vient s'emparer de l'esprit : un accident, un sinistre arrivé sur la voie, par exemple. Mais on comprend que, dans ce cas, on a autre chose à faire qu'à s'occuper de ces accidents passagers, et qui demeurent alors inaperçus.

L'épilepsie a été observée un certain nombre de fois. Théoriquement, l'état congestionnel qu'amène le voyage, et souvent des excès de régime, semblent indiquer que cette affection doit être quelquefois activée dans ses manifestations.

Je me suis expliqué sur la trépidation et sur l'importance qu'il convient d'attacher à son rôle, qui se borne pour moi à une simple fatigue. Les renseignements que j'ai réunis confirment mes conclusions.

Les personnes qu'on m'a signalées comme étant impressionnées d'une manière durable par ce phénomène sont rares, et encore un cas se résume par l'amélioration. Je crois devoir donner un extrait de ces curieuses Observations :

PREMIER FAIT. — Un voyageur est pris de vomissements chaque fois qu'il monte dans un train. Qu'il soit à jeun ou que l'estomac soit sous l'influence des substances alimentaires, ce phénomène est constant chez lui, et passé à l'état de véritable état *idiosyncrasique*. Pour ce sujet, la seule manière de faire cesser cette susceptibilité nerveuse, c'est la position horizontale.

M. le Dr Lalé, de Valence-d'Agen, me communique les deux notes suivantes, que je reproduis textuellement :

DEUXIÈME FAIT. — M. X..., missionnaire, âgé de soixante ans, d'un tempérament nerveux, se rendant, il y a deux ans, à Paris, me fit part d'un état spécial auquel il est sujet, et qui ne manque jamais de le prendre, me dit-il, toutes les fois qu'il se met en voyage. Ce missionnaire m'assura que lorsqu'il arriverait à destination, son irritabilité serait des plus grandes et des plus difficiles à supporter, et que ses mains seraient tremblantes au point de ne pouvoir saisir que très difficilement même les objets présentant un certain volume.

TROISIÈME FAIT. — Mme D..., atteinte de douleur sciatique à la cuisse droite, boite sensiblement, et éprouve dans le membre malade une gêne compliquée d'engourdissement. Ces phénomènes disparaissent aussitôt que le train se met en marche. Après un quart d'heure de parcours, elle ressent un sentiment de bien-être qui se continue pendant dix à douze heures après le voyage. Ce laps de temps étant passé, l'affection première ne manque jamais de reparaître. (Une voiture traînée par des chevaux augmente au contraire les douleurs de la cuisse.)

Les faits de cette nature ne constituent que de rares exceptions; on pourrait, si on le voulait, en recherchant, noter peut-être quelques anomalies analogues, mais qui, à nos yeux, ne feraient que confirmer la règle. Du reste, à côté de certains troubles nerveux, on en trouverait d'autres qui, comme le dernier, témoigneraient plutôt d'une modification heureuse.

Vouloir en conclure que la locomotion ferrée fait du bien ou du mal, absolument parlant, serait d'une logique peu rigoureuse; il vaut mieux faire la part de ces cas exceptionnels, les noter comme curieux, et, à l'égard de la généralité, se renfermer dans les limites que nous avons assignées ou que nous assignerons à son influence.

Un fait remarquable, c'est la rareté de la syncope chez les voyageurs. Je n'ai jamais vu cet accident se produire en route, et c'est une des affections sur lesquelles les recherches que j'ai effectuées m'ont donné un résultat plus négatif.

Cette particularité n'a rien qui doive surprendre. Les conditions du voyage sont, en effet, l'inverse de celles qui produisent en général cette indisposition ; et encore ici il n'y a à invoquer comme cause efficiente, mais très rare, que celle que nous avons déjà notée à l'égard des accidents nerveux, c'est à dire les émotions morales vives provoquées par un sinistre.

En dehors de cette cause, celles qui amènent la syncope sont ordinairement : la chaleur extrême, la viciation de l'air, la difficulté de ventilation, toutes causes que l'on rencontre le plus ordinairement dans les salles de spectacles, dans les tribunaux, les églises, les cafés. Un des éléments de la thérapeutique consiste, dans ces cas, à donner de l'air, et c'est précisément cet élément dans les voyages, et surtout dans les voyages en chemin de fer, parce qu'il est plus marqué lorsque la vitesse est plus forte, qui est la cause de la rareté de cette manifestation morbide.

J'ai vu, dans deux cas que j'ai signalés il y a un instant, les atteintes d'une syncope antérieurement imminente être conjurées par le voyage en chemin de fer. D'autres éléments peuvent encore me permettre de répondre pratiquement à cette question. Il est arrivé, un certain nombre de fois, que des agents mutilés par des locomotives ont dû être transportés à des distances assez considérables, vu l'absence de secours dans le lieu de l'accident. Il est d'observation que ces malheureux, qui présentent des lésions très graves et souvent des membres broyés et des altérations viscérales notables, supportent en général beaucoup mieux le voyage qu'on n'avait semblé l'espérer. Une seule fois, à ma connaissance, le décès a eu lieu pendant le trajet. Voilà ce qui résulte des renseignements que j'ai recueillis et de l'expérience que m'a donnée une pratique de plusieurs années, dans des faits pour lesquels mon intervention a souvent été réclamée.

Symptômes gastriques, vomissements. — Ce dernier phénomène est, sans être très commun, un de ceux qu'on a le plus fréquemment occasion d'observer en route. C'est un des symptômes morbides que les médecins du réseau ont eu le plus à nous signaler.

La gastralgie est rare, et pour preuve de cette vérité, je signalerai ce fait, que parmi les nombreux agents du personnel actif, il en est peu qui accusent ce trouble de l'innervation stomacale. Malgré l'irrégularité des repas et le caractère plus excitant des mets dont ils se nourrissent, les diverses phases de cette fonction s'exercent d'une facon régulière et normale. Je ne connais qu'un seul cas de gastralgie rebelle dans cette position. Au contraire, beaucoup d'agents des bureaux, fatigués par des symptômes de cette nature, les ont vu promptement disparaître en prenant la vie active et ambulante.

Les indispositions de cette catégorie, qu'on m'a signalées à l'égard des voyageurs, se bornent donc le plus ordinairement à des vomissements, dont la réplétion stomacale ou l'ingestion abusive des alcooliques ont été la cause déterminante. Une seule fois, les vomissements étaient complètement étrangers à l'état de l'estomac et dépendaient du voyage lui-même.

Il y a à tirer de ces résultats des conséquences dont nous allons avoir à nous occuper dans un instant.

Dans une circonstance, les vomissements étaient dus à un accès de colique néphritique.

Les atteintes de cette maladie sont si bizarres et si subites, que je crois qu'il n'y a là qu'une simple coïncidence. Évidemment, l'action du wagon a été nulle dans ce fait. Tout ce qu'on peut dire, c'est que le voyage a peut-être hâté le développement d'une manifestation qui devait nécessairement arriver, puisqu'elle n'est que la traduction symptomatologique d'une cause toute matérielle.

Affections laryngées et pulmonaires. — Les personnes affectées de phlegmasie des organes respiratoires doivent être incommodées passagèrement par le voyage. C'est principalement lorsque la phlegmasie porte sur le larynx que cet effet se fait sentir, ce qui se comprend facilement puisque c'est la poussière qui produit ce symptôme, et que son action s'épuise en général sur le nez et l'arrière-gorge. J'ai vu particulièrement les individus porteurs de laryngites chroniques se plaindre de l'irritation que leur faisait éprouver le voyage.

Lorsque la phlegmasie siége plus bas, l'effet est beaucoup moins direct, ce que l'on peut vérifier sur les personnes atteintes de bronchite aigüe ou chronique.

Les pthysiques supportent assez bien le voyage, et quelquefois, lorsque la maladie n'est pas trop avancée, éprouvent un soulagement passager des conditions nouvelles de l'hématose.

L'hémoptysie n'est pas fréquente. Rarement on l'a vue se déclarer pendant la marche du train, et des malades qui avaient présenté des manifestations répétées avant le départ, ont pu effectuer des parcours assez étendus sans en être frappés durant le trajet.

Ce n'est point que je prétende que les individus atteints d'hémoptysie puissent être impunément déplacés. Je comprends, au contraire, combien ce symptôme est inquiétant en voyage. Aussi ne saurait-on s'entourer de trop de précautions et de surveillance. Mais, il y a un fait matériel que je dois consigner ici, c'est la rareté de l'hémorrhagie pulmonaire, qui résulte de l'enquête à laquelle nous nous sommes livrés.

Le corollaire est donc, que tout en restant réservé à l'endroit du déplacement de ces malades, on peut cependant passer outre, et qu'on doit ne plus concevoir de craintes exagérées, mais, au contraire, autoriser le voyage lorsqu'il y a intérêt majeur au déplacement.

L'expérience est là pour nous rassurer, car une portion du réseau du Midi est traversée chaque année par les malades qui se rendent aux Eaux-Bonnes et à Cauterets. Le voyage a lieu à l'époque de l'année où il y a le plus de poussière et d'autres causes d'irritation. Ces mêmes malades le font de nouveau pour le retour, et cette fois après avoir quelquefois subi l'influence défavorable et irritante de l'élément thermal, qui, chez certains sujets, a pour résultat de produire l'hémorrhagie. Je crois qu'en présence de ce fait, le résultat porté dans mon tableau, quoique n'ayant pas une rigueur mathématique absolue, ne laisse point cependant que de présenter une grande importance.

L'expérience me manque pour apprécier l'influence du voyage sur certaines conditions spéciales, telles par exemple que l'asthme, l'angine de poitrine; mais d'abord aucun fait de cette nature ne s'est offert à l'observation. L'analogie tend à faire supposer que les atteintes de ces maladies doivent être plutôt éloignées que favorisées par le voyage en chemin de fer. Elles reconnaissent, en effet, pour causes ordinaires, des influences contraires à celles que nous présente ce dernier. La ventilation, l'aération plus complète, sont les meilleurs prophylactiques.

Je connais un agent attaché au service actif, qui est atteint d'emphysème pulmonaire, et, comme conséquence, sujet à des accès de suffocation très pénible. Quoique fréquents, ces symptômes ne l'ont jamais pris durant la marche du train.

Hémorrhagies diverses. — Elles ont été peu fréquentes. Parmi les cas qui nous ont été signalés, nous notons un nombre indéterminé d'épitaxis, mais qui est cependant peu élevé. Quoique cette affection soit insignifiante, à moins qu'elle ne s'élève à certaines proportions, elle ne peut cependant passer inaperçue lorsqu'elle s'offre fréquemment. Or, plusieurs agents fréquentant les trains et interrogés spécialement à cet égard, m'ont dit n'avoir conservé aucun souvenir d'hémorrhagies nasales. Parmi les médecins, quelques-uns seulement ont fait mention des épistaxis que j'avais signalés à leur examen.

Nous avons vu précédemment le nombre restreint d'hémoptysies qui ont été notées; l'hématémèse n'a été observée qu'une fois; l'hémorrhagie intestinale a été aussi rare.

Quant aux pertes utérines, on comprend combien de précautions sont prises par les femmes pour en cacher l'existence. Cependant, dans quelques cas, ce leur est chose impossible; c'est ce qui vient d'avoir lieu chez une femme qui a été prise de ce symptôme en route, et qui, quelques heures après, faisait une fausse couche de trois mois.

L'absence des pertes utérines sur les rapports qui m'ont été transmis, et un fait que j'ai déjà signalé et qui m'est personnel, tendrait à faire supposer que la trépidation n'a pas une influence bien marquée sur cet état.

La dame dont il s'agit avait une affection organique et des pertes anciennes. Elle fit un trajet de 58 kilomètres en train express, et ce qu'il y eut de plus pénible pour elle ce fut le parcours en voiture, quoiqu'elle fût commodément installée et dans la position horizontale.

L'hématurie n'a été signalée par aucun de ces messieurs; mais l'un d'eux m'a transmis un cas d'hémorrhagie assez curieux, et que je transcris tel que me l'adresse son auteur, M. le Dr Rivière, de Carcassonne :

« Un monsieur de mes clients, M. E..., mort depuis de paralysie générale, âgé alors de trente-huit ans, de haute taille et d'une forte constitution, déjà atteint du trouble intellectuel qui

3.

annonce le début de la paralysie générale, monta dans un wagon de première classe pour se rendre à Toulouse. Aux environs de la gare d'Alzonne, par conséquent après un trajet de 14 kilomètres environ, il fut atteint d'un suintement de sang par le scrotum, assez abondant pour mouiller son pantalon et sa chemise. Il s'arrêta à Alzonne, prit, peu de temps après, un train qui le ramena à Carcassonne, où je le vis à son arrivée.

» Sa chemise et son pantalon étaient teints de sang, le scrotum fortement rétracté, les bulbes pileux saillants; chaque follicule cutané présentait à son orifice du sang coagulé. La teinte générale du scrotum était d'un rouge livide. Il fut évident pour moi que le scrotum avait été subitement le siège d'une forte congestion de sang, qui s'était échappé par exhalation. Il n'y eut ni hématurie, ni hémorrhagie cérébrale. Ce monsieur n'avait jamais présenté pareil phénomène jusqu'au jour où il a été soustrait à mon observation pour être conduit dans une maison d'aliénés. »

Congestions cérébrales. — Les raisons que j'ai plusieurs fois invoquées, et parmi lesquelles l'activité plus grande de l'hématose tient la première place, expliquent la rareté des accidents cérébraux subits, soit sous la forme purement congestive ou apoplectique, soit encore au point de vue convulsif; quelques cas de congestions, dont quelques-uns dus à l'intempérance, m'ont été signalés.

L'apoplexie a été plus rare. Une fois rapidement mortelle.

L'épilepsie a été plus souvent observée.

Enfin, un seul cas de manie s'est développé pendant le voyage.

Affections du cœur, leuco-phlegmasies.—Quelques malades affectés de lésions organiques du cœur m'ont affirmé ressentir une amélioration passagère du voyage en chemin de fer.

C'est là un fait qu'il ne répugne point d'admettre; car les modifications imprimées à l'hématose, la ventilation, peuvent parfaitement soulager certains sujets; mais je crois devoir limiter la validité de ce résultat à des parcours peu étendus.

Lorsque au contraire le trajet est d'une certaine longueur, ces malades sont très fatigués; j'ai présente à l'esprit l'impression très défavorable que reçurent deux de mes malades, qui, atteints d'altérations organiques du cœur et engorgement des extrémités inférieures, et encouragés par de petits parcours, voulurent tenter l'un et l'autre un long voyage. L'aggravation fut des plus manifestes, et pour l'un d'eux la fin singulièrement rapprochée. L'engorgement des extrémités inférieures surtout fut sensiblement augmenté et devint une grande complication par l'extrême difficulté de se chausser.

Système utérin, accouchements, fausses couches en voyage. — Quelques médecins ont avancé que la trépidation hâtait l'accouchement et produisait la fausse couche. Il y a dans cette assertion généralisation de faits particuliers, rares et exceptionnels, et cela de la part d'observateurs qui n'ont pu examiner un nombre suffisant de faits. Je m'explique :

Un médecin voit une malade qui accouche en chemin de fer ou peu de temps après un voyage, ou bien encore qui se blesse dans les mêmes circonstances. Son attention est légitimement éveillée. Le hasard le rend encore témoin d'un fait de même nature... Dès lors, il conclut que ce doit être chose commune, et formule cette proposition que la trépidation active les contractions utérines.

C'est là où est l'erreur. Cette conclusion aurait dû être limitée à ces deux cas.

Nul doute que le voyage en chemin de fer, comme celui par les voitures, ne puisse, ainsi qu'une foule d'autres causes, hâter le travail de l'accouchement, ou bien devenir l'occasion d'une fausse couche, et que chez les femmes arrivées au terme de leur grossesse ou qui ont eu une gestation pénible ou des fausses couches antérieures, il ne soit commandé de les éloigner des voyages. Mais de là à conclure que les chemins de fer font avorter, il y a une distance énorme.

C'est là où l'observation portant sur une grande quantité de faits a une importance extrême.

Les chefs de services médicaux des Compagnies sont seuls en mesure de répondre, parce qu'ils se basent sur des résultats généraux.

Sur 6,953,511 voyageurs, parmi lesquels il a dû se rencontrer un grand nombre de femmes enceintes, et qui ont circulé sur le réseau d'Orléans pendant l'année 1863, M. Galard note un seul cas d'accouchement en route.

De mon côté, les documents que j'ai recueillis établissent que depuis le début de l'exploitation des lignes du Midi, 7 femmes seulement ont dû accoucher ou avorter dans des trains en marche. Je doute fort que sur une échelle aussi considérable les voitures aient pu donner un résultat aussi favorable.

Du reste, si on voulait opposer des cas particuliers à des faits isolés, il serait extrêmement facile de signaler des femmes qui, parvenues au terme de leur grossesse, ont effectué sur les lignes ferrées les trajets les plus compliqués et les plus longs sans que pour cela le travail de l'accouchement ait subi la moindre accélération ni la moindre modification.

J'ai vu une dame russe, venue presque sans désemparer de son pays à Bordeaux, et qui a accouché deux ou trois jours après son arrivée dans cette ville, et cela de la façon la plus heureuse.

Ici, comme pour bien d'autres causes, il faut donc reconnaître que les chemins de fer, comme les voitures, peuvent agir sur certaines femmes prédisposées à l'avortement. Mais c'est chez la grande minorité, et les divers résultats statistiques ne permettent pas de les considérer comme causes d'avortement ou d'accouchement prématuré.

Tout en enregistrant ce résultat si positif, il convient cependant d'éviter de faire voyager des femmes qui sont très proches de leur délivrance, et celles que l'expérience a démontré avoir de grandes tendances à se blesser. Ce sont là les préceptes de la plus vulgaire prudence, et dont on tenait déjà compte avant les chemins de fer. Notre opinion est que ces dernières n'offrent à cet égard rien qui ne fût observé auparavant, et n'introduisent aucune cause nouvelle de contractions utérines anticipées.

Morts subites. — Comme corollaire de l'enquête à laquelle je me suis livré, il y a lieu de formuler la rareté d'accidents graves survenus chez des voyageurs. Plusieurs des indispositions subites sont dues à l'intempérance, et pricipalement à des troubles gastriques. Certaines circonstances inhérentes au voyage effectué par le mode que nous avons plus particulièrement en vue, semblent indiquer que quelques prédispositions morbides graves se trouvent plutôt maîtrisées qu'activées dans leurs manifestations symptômatologiques. L'expérience vient en dernier lieu fournir à cet égard son contingent si important, et donner l'autorité de fait pratique à ce que le raisonnement avait déjà fait pressentir.

Le résultat le plus éloquent dans cet ordre de choses est celui qui se rapporte à la mortalité.

La mort subite est rare en chemin de fer. Nous n'avons colligé que six cas depuis l'ouverture des lignes du Midi, résultat bien minime lorsqu'on le compare au chiffre des voyageurs transportés, qui s'élève à 21,906,257, du 12 novembre 1854 au 31 décembre 1863.

On peut voir que trois fois la mort est survenue chez des malades très avancés et qui n'auraient pas dû se mettre en route.

Les symptômes réellement subits et observés chez des voyageurs bien portants au départ sont rares. J'ai la conviction que des altérations ou des obstacles des centres circulatoires doivent être invoqués dans ce cas. Ordinairement l'apoplexie cérébrale quelque intense qu'elle soit, ne tue pas sur le coup. Elle laisse vivre quelques instants, ainsi qu'on l'a observé chez un voyageur, qui, frappé dans le buffet de Morcenx, au moment où il ingérait la première cuillerée de son potage, expirait deux heures après, sans avoir un seul instant recouvré connaissance, malgré les soins empressés qui lui furent prodigués avec la plus grande sollicitude par M. le Dr Puyou, médecin de la Compagnie, et le personnel de la gare.

Comme l'homme sain, l'homme malade a donc gagné aux rail-ways. La rapidité des voyages, autrefois si pénibles pour lui et souvent impossibles, les précautions de toutes sortes dont il est maintenant permis de l'entourer, font que dans bien des circonstances les voies ferrées peuvent avec raison être considérées comme de puissants auxiliaires de la thérapeutique.

§ III. — Prescriptions hygiéniques diverses a observer dans les voyages en chemin de fer.

Le sujet que j'aborde dans ce paragraphe est nouveau. Il est cependant le corollaire obligé de l'étude des fonctions physiologiques examinées pendant le voyage, et à laquelle je viens de me livrer. J'espère prouver ici que je suis fidèle au programme que je me suis tracé, et qu'on peut formuler à cet égard quelques prescriptions qui ne sont pas sans opportunité.

Vêtements. — Un premier fait sur lequel je ne saurais assez insister, c'est de se conduire constamment en voyage comme si le froid était possible, et de se pourvoir en conséquence de vêtements supplémentaires, principalement lorsqu'on voyage le soir et la nuit.

Tout est relatif, en effet : la sensation que nous éprouvons n'est point, nous le savons, la représentation absolument exacte de l'état thermométrique. Il suffit d'un orage ou d'un brusque changement de lieux, pour amener des perturbations de température qui sont d'autant plus facilement ressenties que le sujet est plus impressionnable. Il faut donc avoir avec soi, dans les longs parcours, de quoi parer à un refroidissement subit. L'été même ne doit pas faire négliger ce précepte, et il est prudent de ne point se séparer de sa couverture de voyage.

Lorsqu'on s'occupe des préceptes d'hygiène pratique et usuelle, notre avis est qu'on ne saurait entrer dans trop de détails. Aussi me permettrai-je d'aborder certaines questions, qui ne nous arrêteront du reste qu'un instant.

En voyage, même par les températures les plus élevées, on ne doit point oublier qu'on est condamné pour un temps plus ou moins long à l'immobilité. Il ne faut donc pas se vêtir trop à la légère. En été, je ne crains pas de proscrire les vêtements de coutil, qui sont avantageusement remplacés par des étoffes moins faibles. Les premières doivent être réservées pour les conditions dans lesquelles on se trouve en rapport avec la chaleur solaire et lorsqu'on fait de l'exercice. J'étendrai même cette proscription au pantalon de toile. On sait, en effet, que depuis longtemps des considérations de cette nature l'ont fait abandonner par l'armée. Elles peuvent parfaitement être invoquées pour les voyages, car si le coutil appliqué au corps risque de produire des phlegmasies respiratoires, les membres inférieurs, incomplètement protégés, sont exposés aux rhumatismes et aux douleurs névralgiques.

La chaussure mérite également mention. Je reconnais l'avantage qu'il y a à l'avoir souple en voyage ; mais je crois qu'il ne faut pas non plus la porter trop légère de semelle, même en été. Des pluies d'orage peuvent se manifester et à raison du peu de perméabilité du sol de la voie ou de la position topographique de certaines gares, transformer ces dernières en véritable lac qu'on peut avoir besoin de traverser. Les semelles doivent donc être suffisamment fortes et épaisses pour résister à cet inconvénient.

Régime alimentaire, buffets. — Le voyage, et surtout le voyage en chemin de fer, accélère la digestion en activant l'ensemble des fonctions de l'économie. Mais, tout en reconnaissant cette vérité, devons-nous faire observer qu'elle n'est que relative et ne s'applique qu'aux personnes douées de voies digestives saines et normales. Chez certains sujets gastralgiques ou délicats, cette fonction peut présenter des perturbations auxquelles il faut chercher à remédier par quelques soins hygiéniques.

Je ne dirai point qu'il ne faut pas faire d'excès de table avant de monter en voiture; ces quelques lignes ne s'adressent pas en effet à ceux qui sont susceptibles de pareils écarts. La majorité des indispositions qu'on nous a signalées reconnaissaient cette cause. Mais ce que je puis recommander, c'est de ne point faire un repas copieux avant le départ, précisément en vue de la distance qu'on a à parcourir. Le travail de la digestion peut, en effet, être troublé et devenir ainsi une complication extrêmement pénible. Il ne faut point sortir de ses habitudes, et à moins de fonctions digestives très normales, il vaut même mieux rester au dessous.

Quelques personnes sont obligées de ne prendre que des aliments liquides, des potages; mais c'est la grande minorité.

Pendant le voyage, et lorsqu'il est prolongé, il y a deux manières de se nourrir : à l'aide d'aliments qu'on a emportés avec soi, ou dans les buffets. A cet égard, chacun fait à sa guise. Mais ce n'est que la minorité des voyageurs, du moins en première classe, qui use du premier mode, lequel présente des inconvénients qui s'augmentent de ceux qu'on impose à ses voisins. Rien de plus désagréable que d'assister à ces repas improvisés.

La majorité des voyageurs mange dans les buffets, ce qui fait qu'on entend formuler certaines plaintes, tant sur la qualité ou la quantité des mets servis que sur le temps accordé pour chaque repas. Pour ce qui est des premières, il ne faut pas se montrer injustement sévère, et voir au contraire au fond des choses. Les buffetiers ne sont que de véritables entrepreneurs avec lesquels les Compagnies passent un traité. Le rôle de ces dernières se borne donc, pendant la durée du contrat, à en surveiller l'exécution, ce qu'elles font avec une constante sollicitude dont on a la preuve dans les fréquentes mutations qui ont lieu à l'expiration de certains traités.

Mais quelque active que soit cette surveillance, elle ne saurait cependant aller jusqu'à réaliser l'impossible. Les buffets ont une importance qui dépend de leur position topographique. D'un autre côté, certaines contrées ne se prêtent pas aussi bien que d'autres à l'approvisionnement et à la parfaite qualité des mets et des divers ingrédients employés dans l'art culinaire. Ce sont là des considérations que ne doivent point perdre de vue les voyageurs qui voudraient voir toutes les tables d'hôte sur un pied d'absolue égalité.

En ce qui concerne le temps accordé pour les repas, nous croyons les plaintes fondées; autant, dans ce travail, nous nous efforçons de montrer combien dans certaines circonstances on est porté à l'exigence et quelquefois à l'injustice envers les Compagnies de chemins de fer, autant, au contraire, nous sommes disposés à nous ranger du côté du public pour de justes observations. Le temps généralement accordé est insuffisant. Ce n'est pas avec 20 ou même 25 minutes qu'il est possible de prendre un repas dans des conditions hygiéniques complètes. D'autant mieux que ce temps est presque toujours abrégé. On peut avoir en effet, en descendant de voiture, quelque besoin à accomplir, ou vouloir vaquer à quelque soin de propreté; 5 minutes sont largement employées à cet effet; ce qui, en réalité, réduit au *maximum* à 15 ou 20 minutes le temps effectif.

Cette question, si nous sommes bien informés, est à l'étude, et nous pensons que d'utiles réformes ne peuvent manquer d'avoir lieu. A cet égard, le voyageur nous semble dans son droit en les provoquant par ses réclamations. Les chemins de fer lui ont donné la célérité, le confortable, une masse d'avantages. Ils doivent aussi lui accorder le temps, non de faire de la gastronomie, mais du moins de se nourrir sans une trop grande précipitation, et ne pas le réduire, sous ce rapport, à faire un parallèle désavantageux avec le système qu'ils ont remplacé.

Enfin, les repas pris dans les buffets présentent encore d'autres inconvénients qu'il n'est pas au pouvoir des Compagnies de faire cesser, car il ne dépend pas de ces dernières de multiplier ses buffets pour servir toutes les exigences. Rien de variable, du reste, comme les habitudes. Or, s'il est possible de choisir, pour le dîner, une heure qui donne jusqu'à un certain point gain de cause à ces dernières, il est loin d'en être de même à l'égard du repas du matin, dont l'heure varie beaucoup.

Toutes ces considérations font que certaines personnes, soit par économie, soit par convenances personnelles, prennent leur repas en route. Cette manière de procéder offre des inconvénients et, en outre, celui d'être extrêmement incommode pour les voisins. Rien de plus désagréable, en effet, pour quelques personnes que d'assister à ces repas et de humer les émanations qui en sont la conséquence. Il est bien difficile de manger proprement en voyage, surtout certains mets. Aussi, voit-on en général les voyageurs qui désirent user de ce mode d'alimentation, attendre les arrêts et faire ainsi coïncider leurs repas avec l'heure à laquelle leurs voisins prennent le leur dans les buffets.

J'ai souvent songé à une modification qui ne tendrait à rien moins qu'à modifier complètement le régime alimentaire des voyageurs, si l'expérience, cette suprême conseillère, venait en démontrer la supériorité. Je veux parler de buffets ambulants et annexés à certains trains.

Je ne me dissimule pas les difficultés pratiques de cette manière nouvelle de procéder. Je comprends qu'une des conditions qui pourraient le plus la favoriser, c'est une disposition qui manque sur tous nos chemins de fer français; je veux parler de la faculté de circuler d'une voiture à l'autre.

Rigoureusement, cependant, les voyageurs pourraient être admis successivement, aux divers arrêts, dans le buffet-salon annexé au train.

Il resterait toujours d'autres difficultés, dont je suis loin de faire bon marché, en faveur de mon idée, car je suis trop voué aux études pratiques pour ne point en tenir grand compte. Je comprends que l'installation culinaire nécessaire à des préparations multiples présenterait des obstacles qui ne seraient même pas les seuls.

Mais, examinant la question au double point de vue de la célérité d'abord, qui se trouve attaquée par l'allongement de l'arrêt dans les buffets, puis enfin de l'hygiène, à laquelle ma qualité de médecin me rattache tout naturellement, je recherche si de cette idée de buffets ambulants, et en faisant la part des difficultés pratiques que je suis prêt à reconnaître, il n'y a pas quelque chose à déduire. Si l'idée absolue offre des difficultés, ne pourrait-on l'utiliser en partie et à titre de simple complément? Ne pourrait-on pas, par exemple, tout en maintenant les buffets et en leur conservant en même temps un caractère d'approvisionnement, leur annexer des wagons-buffets qui pourraient servir de cafés où des rafraîchissements divers seraient servis durant tout le trajet, et où les personnes qui ont besoin de plus de temps pour prendre un repas, ou qui désirent l'effectuer à une heure déterminée, pourraient, notamment pour les déjeuners, consommer quelques pièces froides ou quelques mets de facile préparation?

Je ne tiens pas, je le répète, à cette idée plus qu'il ne convient; je devais seulement la formuler, parce que, livrée à des hommes compétents, elle pourra peut-être devenir un jour le point de départ de quelque modification directe ou indirecte.

Sommeil. — Je crois qu'on a plus de tendance au sommeil dans une voiture bien suspendue que dans un wagon. Cependant, la majorité des voyageurs dort en chemin de fer, grâce surtout à la plus grande facilité de changer de position, de s'étendre, et l'habitude entre ici en ligne de compte. Certaines gens n'osent se livrer au sommeil la nuit, par suite d'une appréhension qu'ils ne peuvent vaincre.

Le sommeil est d'autant plus à souhaiter dans un long voyage, qu'il délasse beaucoup, et qu'en faisant cesser la perception de certains caractères que nous avons assignés à la locomotion ferrée, il permet d'échapper en partie à la fatigue qu'elle détermine.

Une grande vitesse me semble moins prédisposer au sommeil, et si les arrêts n'étaient pas plus fréquents, celle des trains ordinaires lui serait plus favorable.

Hygiène après le voyage. — Les conséquences du voyage varient selon la longueur du trajet. Les symptômes qu'on ressent assez généralemennt en descendant de wagon, après un parcours un peu étendu, sont un léger degré de bourdonnement d'oreilles et une certaine courbature avec ardeur de la peau. La promenade et le repos suffisent en général pour dissiper le premier. Quant aux autres phénomènes, il n'y a pas de meilleur moyen à leur opposer que le bain. C'est, en effet, l'agent antispasmodique par excellence et le plus propre à triompher des accidents précités, qui sont tout à fait nerveux. Rien plus que le bain ne peut changer les conditions physiologiques de la peau et mettre un terme aux ardeurs et aux démangeaisons qui sont la conséquence d'un voyage.

S'abstenir de toute cause excitante pendant le voyage. — Je n'ai pas besoin d'insister sur la nécessité de ne pas se surexciter pendant le voyage. Nous avons établi que les accidents gastriques étaient ceux qu'on avait le plus occasion d'observer dans les trains en marche. Tout ce qui peut stimuler, exciter outre mesure les fonctions digestives, ou accélérer la circulation, doit donc être évité avec soin.

Cette vérité nous amène à parler de l'habitude de fumer en voyage.

Il est admis maintenant qu'on fume en chemin de fer. Cette habitude est tellement passée dans nos mœurs, que les efforts qu'on a tentés au début pour la proscrire ont été sans résultat. Quelques Compagnies ont compris cela, et mettent à la disposition des fumeurs un compartiment de chaque classe. Sur d'autres lignes, tout en n'admettant pas le principe, on est arrivé à la tolérance, et on laisse fumer partout, à la condition que les personnes présentes n'y mettent point d'opposition. Nous sommes loin, on le voit, de la défense absolue, qui était si sévèrement exécutée, qu'il nous souvient d'avoir vu un inspecteur dresser un procès-verbal contre un jeune officier qui accompagnait un très haut personnage officiel, et qui s'était permis de fumer une cigarette.

Nous estimons qu'en voyage il convient de ne point trop céder à cette habitude. Le désœuvrement fait, en général, qu'on fume davantage en voiture que dans les conditions ordinaires. C'est cependant une cause d'irritation qui vient se joindre à celle du voyage. C'est donc un tort, et il conviendrait de rester, à cet égard, au dessous de ses habitudes ordinaires, comme pour toutes les causes d'excitation.

§ IV. — ACCIDENTS.

Je ne me dissimule point que j'aborde la partie la plus délicate de ce Mémoire. Je ne pouvais pas néanmoins la passer sous silence, désirant traiter d'une manière complète le sujet que je m'étais imposé. Je crois, du reste, qu'on peut le faire sans froisser aucune susceptibilité, comme aussi sans faire naître de craintes chimériques. Le véritable moyen, c'est de l'aborder avec vérité et franchise.

L'énergie des forces motrices, la complication extrême des rouages qui constituent une exploitation de ligne ferrée, amènent nécessairement, comme chances et comme dangers immédiats, la production de certains accidents : les uns, limités à leurs seuls employés; les autres, et ce sont ceux-là qui ont à juste titre le don d'émouvoir l'opinion publique, parce que tout le monde peut en être tributaire, pouvant englober les voyageurs, tels que déraillements, coups de tampon, rencontres, etc.

Les premiers sont purement individuels; ils sont le plus ordinairement la conséquence d'imprudence, d'oubli des règlements. C'est à l'expérience qu'on doit leur diminution.

Quant aux seconds, ils ont sensiblement diminué, et diminuent chaque jour, ainsi que l'établissent les statistiques. Ce résultat est la conséquence des améliorations incessantes qu'on réalise dans le service actif des Compagnies. Mais il faut cependant le reconnaître, les accidents sont la conséquence de la nature même des moteurs, et aussi de cette loi : que rien n'est absolument parfait ici-bas. Or, ce n'est rien moins que la réalisation de cette condition impossible qu'il faudrait amener pour arriver à ce résultat inespéré, l'absence absolue d'accidents.

Rassurons-nous cependant après cette déclaration; car si nous ne pouvons atteindre la perfection, nous sommes de jour en jour et indéfiniment perfectibles.

L'opinion publique n'est-elle pas dans l'erreur, dans son apréciation des dangers des chemins de fer?

Les statistiques ont parlé. Les risques qu'on court en voyageant sur les railways sont moins grands qu'en voiture.

Il résulte en effet de chiffres officiels, que pour une période qui s'élève de 1835 à 1862, 16,751 accidents correspondent à 538,531,930 voyageurs; ce qui donne :

Un voyageur tué sur...... 2,942,796
Un voyageur blessé sur... 415,534
Ou une victime sur....... 364,112

Les Messageries donnaient à peu près une victime sur 28,000 voyageurs.

Nous devons faire remarquer que la proportion précédente,

qui se rapporte aux morts, comprend en bloc toutes les causes, même celles qui sont indépendantes de l'exploitation.

Si nous voulons maintenant considérer les décès sous ce dernier rapport, nous trouvons, dans un travail qui a été limité à une seule année, l'année 1855, que le nombre de voyageurs transportés par tous les chemins de fer étant de 30,646,752, l'exploitation a tué 1 voyageur sur 1,021,558.

Nous établissons cette distinction afin de pouvoir comparer ce résultat, obtenu dans des circonstances analogues, avec le suivant.

Sur 19,773,968 voyageurs que la Compagnie du Midi a transportés, du 1er janvier 1857 au 31 décembre 1863, et encore convient-il de remarquer que pendant longtemps elle a exploité à voie unique la ligne de Cette, si importante par son trafic, on ne compte qu'un seul voyageur tué dans un accident, et parmi les blessés, *aucun n'a éprouvé une fracture de membre ou luxation importante, une lésion enfin ayant amené une incapacité définitive.*

Ce résultat est assez beau pour qu'on n'ait pas besoin d'y ajouter de longs commentaires. Il est l'éloge le plus éloquent qu'on puisse adresser au personnel, et surtout aux chefs qui le dirigent.

Avant les chemins de fer, les accidents se multipliaient sous la forme individuelle ou tout au moins isolée. La quantité de personnes atteintes ne dépassait jamais un chiffre relativement restreint. C'est pourquoi ils avaient un retentissement exclusivement local. Aujourd'hui, tout a bien changé; la rapidité des communications, l'instantanéité des transmissions télégraphiques donnent aux sinistres de chemins de fer une généralisation pour ainsi dire immédiate. Qu'un accident arrive sur un des réseaux qui sillonnent l'empire français ou même à l'étranger, et très rapidement il est porté à la connaissance de toute l'Europe. Le nombre beaucoup plus considérable de voyageurs fait qu'un sinistre de cette nature a toujours un retentissement et des conséquences qu'on s'explique aisément.

Voilà pourquoi il y a, dans ce dernier cas, une impression beaucoup plus générale, et pourquoi, autrefois, on accusait bien moins les messageries, qui, cependant, blessaient et tuaient beaucoup plus de monde.

Les Compagnies de chemins de fer constituent un système analogue dans son fonctionnement, un système de généralisation, et voilà pourquoi, au moindre sinistre, il se trouve des personnes prêtes à courir sus à ces institutions, et pourquoi les accidents qui se produisent ont un retentissement toujours plus considérable, alors que les conséquences sont quelquefois légères.

Il est toutefois certaines personnes qui ne sont point satisfaites. Des voix se sont élevées, même jusques au sein de nos grandes assemblées, qui accusent les Compagnies de cacher leurs accidents, trouvant, ont-elles dit, des complices complaisants dans les rédacteurs des journaux.

Il suffit cependant de parcourir les divers recueils périodiques pour se convaincre qu'ils signalent régulièrement les sinistres de cette nature, non seulement ceux qui, s'exerçant d'une manière générale, atteignent les trains en marche, mais encore les accidents isolés et individuels frappant soit les voyageurs, soit les agents. J'avoue n'avoir jamais compris, pour ma part, l'avantage de répandre à profusion ces relations qui effraient les masses sans remédier à rien.

Pour quiconque a présentes à l'esprit les causes ordinaires des accidents des chemins de fer, les détails les plus complets, les amplifications les plus considérables, ne présenteront jamais d'avantage réel, et surtout n'empêcheront jamais rien. C'est le plus communément une faute commise par un employé subalterne. Toute la publicité possible ne sera donc jamais un moyen efficace pour prévenir un semblable résultat, dû, le plus ordinairement, à un manque d'attention, souvent à un concours fatal de circonstances. Fatal, car comme preuve je ne veux que ce fait que, nonobstant l'attention éveillée par un premier sinistre, il n'est pas rare d'en voir survenir un second sur un autre point, quelquefois d'une manière presque simultanée.

Je n'ai pas le temps de donner plus d'amplification à cette proposition ; mais c'est une vérité qui m'a frappé ainsi que plusieurs hommes pratiques. Je suis certain qu'une statistique donnerait à cet égard de curieux résultats.

Il semble véritablement, à entendre certaines personnes, que les Compagnies n'éprouvent aucun contre-coup de ces accidents. Croit-on, par exemple, que toutes ces infortunes ou toutes ces avaries se règlent sans bourse délier ? Ce serait une grande erreur. Lorsqu'un malheur de cette nature arrive, elles ont à intervenir dans trois questions :

1º Les lésions graves et positives, survenues soit à des voyageurs, soit à des agents, dans l'indemnité desquelles elles se conduisent généreusement.

2º Les lésions légères et les divers symptômes *simulés* pour lesquelles elles ont à résister à d'injustes prétentions, et sont quelquefois, chose regrettable à dire, exploitées par des gens peu consciencieux.

3º Enfin, les avaries de matériel, qui peuvent s'élever à des sommes relativement considérables.

Ces diverses considérations doivent porter tout homme impartial à éviter un entraînement trop prompt vers le blâme, et à reconnaître qu'il y a deux propositions capitales qu'il convient d'enregistrer :

1º Que les divers modes de locomotion usités antérieurement aux chemins de fer, ont tous donné une proportion notablement plus forte d'accidents.

2º Que ces derniers sont en décroissance constante depuis que l'expérience, basée sur les faits, a introduit des améliorations progressives.

Enfin, est-il nécessaire d'ajouter qu'un malheur étant arrivé, les Compagnies sont bien plus en état de le réparer, en ce qu'il a de réparable, que ne pouvaient le faire des entreprises qui étaient souvent dans une situation précaire.

Abordons maintenant l'étude de quelques cas particuliers. Les accidents de chemins de fer se divisent en deux catégories bien distinctes :

1º Ceux qui sont déterminés par des collisions graves, des rencontres, et qui entraînent de grands désordres des tissus, tels que fractures, luxations graves, broiements, morts immédiates.

2º Ceux au contraire qui, beaucoup moins importants, se bornent à quelques contusions le plus souvent insignifiantes.

Désirant avant tout rester pratique et me tenir dans le domaine des faits que j'ai observés, je ne parlerai que des accidents de la deuxième catégorie. Le Chemin de fer du Midi, dont je connais tout le passé chirurgical pour avoir constaté *de visu* à peu près toutes les blessures résultant des accidents, et pour m'être transporté souvent sur les lieux des sinistres qui m'étaient le plus spécialement signalés, n'a, grâce à Dieu, pas à déplorer de ces désastres qui frappent de terreur le public et les populations ambiantes.

Quoique exploité à une seule voie pendant plusieurs années, *il n'a eu, on ne saurait assez le répéter, qu'un seul voyageur tué, et n'en a blessé aucun d'une manière définitive.* Cependant, la circulation de ses trains est considérable, et des voyages de plaisir offerts au public pour toutes les grandes solennités, augmentent encore de beaucoup la circulation sur son réseau.

En dehors donc des accidents réellement graves, des sinistres heureusement fort rares dans lesquels la vie des sujets est compromise et où il y a mort d'homme, les lésions qu'on a observées sur les voyageurs sont peu importantes et soumises à certaines lois, à certains caractères tout à fait spéciaux. Elles sont, dans ce cas, déterminées par le choc ou la projection du voyageur contre quelque corps saillant ou contre un voisin. Aussi les blessures qu'il m'a été donné d'observer ont-elles une grande analogie.

Le plus communément, le corps est projeté en avant. On observe alors des contusions ou plaies contuses au front, aux arcades sourcilières, au menton, à la pommette, au nez, aux lèvres. Les paupières, la supérieure surtout, sont assez souvent le siége d'ecchymoses, mais le globe de l'œil est sain. Dans aucun des faits qui nous sont propres, cet organe n'a même été atteint d'aucune phlegmasie qui mérite d'être mentionnée

Quelquefois, mais rarement, j'ai observé des contusions de la poitrine. L'abdomen a toujours été épargné, ce qui tient à la position assise. Chez le seul voyageur qui ait été tué, la mort a bien reconnu pour cause une contusion viscérale; mais il y a ceci à noter, que la victime était debout lorsqu'elle a été frappée.

Lorsqu'au moment du choc, le corps est placé obliquement, ce sera l'épaule qui s'offrira la première aux causes contondantes.

Les genoux, les tibias, sont assez fréquemment atteints; de là des arthrites par contusions. C'est ce genre de lésions qui a généralement fourni les traumatismes les plus longs à guérir, et c'est dans cette catégorie que nous trouvons deux cas de simulation très remarquables, dont l'expérience a démontré la fausseté, mais qui ont cependant été le sujet de deux affaires judiciaires fort épineuses et fort délicates.

Je dois enfin signaler l'absence de lésions des extrémités supérieures qui m'a toujours frappé. Je l'explique par l'instantanéité du choc, qui ne permet pas d'user de ce moyen de protection.

Nous bornerons à ces lignes nos considérations médicales sur les chemins de fer, envisagés au point de vue des voyageurs. Ce sujet offrait plus de difficultés que celui qui a pour but l'étude des conditions spéciales des agents attachés à leur exploitation. Les faits sont, en effet, fugaces et passagers dans le premier cas.

Nonobstant, ainsi que je l'ai dit au début, quelques idées médicales d'ensemble me paraissent surgir des conditions qui sont faites au voyageur par les railways. Certains préceptes hygiéniques ou préventifs leur sont applicables. C'est ce que j'ai essayé de tracer, d'après des documents et des impressions que m'ont donnés une pratique qui remonte déjà à plusieurs années. Si, dans ce travail, j'ai pu émettre quelque vue utile, mon but est complètement atteint.

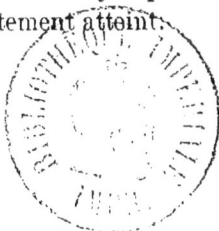

TABLEAU STATISTIQUE

comprenant la classification détaillée des accidents subits survenus dans des trains en marche.

Sur cinquante-un médecins consultés, vingt-cinq ont répondu d'une manière négative aux diverses questions qui leur avaient été adressées ; vingt-six ont constaté des accidents qui peuvent se classer de la manière suivante :

		NOMBRE de cas.	OBSERVATIONS PARTICULIÈRES.
1° HÉMORRHAGIES	1° Épistaxis	indéterminé.	Un seul fait grave.
	2° Hématemèse	1	Chez un malade revenant des eaux de Cransac.
	3° Hémoptysies	5	Quatre cas ont paru devoir être rapportés à des tubercules pulmonaires, et un autre à l'action irritante d'un froid très vif.
	4° Hémorrhagie intestinale	1	Laquelle s'est produite deux fois chez un agent du service actif, atteint de douleurs gastralgiques à peu près constantes.
	5° Hémorrhagie anormale	1	*Par exhalations de la peau du scrotum*, fait extrêmement curieux.
2° APOPLEXIES ET CONGESTIONS CÉRÉBRALES		6	Dont un d'apoplexie très rapidement mortel. Dans 2 cas, l'ivresse a paru la cause déterminante.
3° ACCIDENTS NERVEUX OU CONVULSIFS	1° Hystéries	4	Une fois, l'attaque fut produite par l'émotion occasionnée par l'obscurité d'un tunnel.
	2° Convulsions nerveuses (hommes)	1	Par sympathie et en voyant une personne atteinte d'une attaque de nerfs.
	3° Épilepsie confirmée	5	Faits exceptionnels et curieux, relatés dans le Mémoire.
	4° Accidents nerveux anormaux	2	
	5° Catalepsie	1	
4° SYNCOPE		0	Aucun cas n'a été signalé.
5° VOMISSEMENTS ET ACCIDENTS GASTRIQUES		8	Parmi ces huit cas, deux peuvent être attribués à la trépidation et à une surexcitation spéciale. En dehors de ces cas particuliers, quelques médecins ont signalé d'une manière indéterminée ce symptôme, qu'ils attribuent, dans la plupart des cas, à l'injection des alcooliques. Une fois due à la colique néphrétique.
6° ACCOUCHEMENTS, FAUSSES COUCHES DANS LES TRAINS EN MARCHE		7	Dans cinq cas, l'accouchement a eu lieu avant terme. Une des grossesses parvenue à terme était gémellaire.
7° ACCÈS D'ALIÉNATION MENTALE		1	
8° ACCIDENTS (GRAVES OU MORTS SUBITES)	Voyageurs trouvés morts dans un train	4	Dans trois de ces cas, les voyageurs étaient très malades et atteints de lésions chroniques qui auraient dû les empêcher de se mettre en route. Dans les trois autres, la mort a été tout à fait subite, et les voyageurs étaient partis avec toutes les apparences de la santé la plus parfaite.
	Morts en descendant d'un train	1	
	Dans un buffet	1	
		49	

www.ingramcontent.com/pod-product-compliance
Lightning Source LLC
Chambersburg PA
CBHW071340200326
41520CB00013B/3045